DE LA BRULURE

ET DE

LA CONGÉLATION

APPRÉCIATIONS CLINIQUES

FOURNIES PAR LA COLONNE EXPÉDITIONNAIRE

Du 22 février au 24 avril 1852,

PAR P. MOTTET, D. M. P.

CHIRURGIEN-MAJOR,

Chef du service chirurgical de l'hôpital militaire de Bougie (Algérie),
Chevalier de la Légion d'honneur.

Quæque ipse vidi.

———◦◦◦———

A PARIS

CHEZ J. B. BAILLIÈRE,

LIBRAIRE DE L'ACADÉMIE NATIONALE DE MÉDECINE,
RUE HAUTEFEUILLE, 19.

A LONDRES, CHEZ H. BAILLIÈRE, 219, REGENT STREET.

A NEW-YORK, CHEZ H. BAILLIÈRE, 280, BROADWAY.

A MADRID, CHEZ BAILLY-BAILLIÈRE, CALLE DEL PRINCIPE. 11.

1852

Corbeil, typ. et stéréotyp. de CRÉTÉ.

DE LA BRULURE

ET DE

LA CONGÉLATION.

TABLEAU.

—

Comparer la Congélation à la Brûlure, établir entre ces deux actes vulnérants une même analogie d'action, une similitude de conséquences, serait ne rien comprendre à l'essence des modifications organiques que les agents extérieurs peuvent faire subir à l'économie vivante.

Dans la Brûlure, accumulation, concentration de calorique : dans la Congélation, soustraction brusque ou lente, complète ou incomplète du calorique.

Pour parler à la façon des chimistes, oxygénation d'une part, hydrogénation de l'autre.

De l'une et de l'autre part, déséquilibration entre les fluides et les solides ; de l'une et l'autre part, altération, désorganisation superficielle ou profonde des tissus.

Il y a surexcitation dans la Brûlure, il y a stupeur des parties dans la Congélation. Chez l'une et chez l'autre, rétractation des agents de la motilité.

Dans la Brûlure au plus haut degré, il y a carbonisation avec aridité des parties molles et des os ; dans la Congélation au plus haut degré, il y a déliquescence putrilagineuse des parties molles, et carie, souvent lente, mais toujours progressive du tissu osseux.

Dans la Brûlure, l'action directe est toute locale, essentielle-
ment bornée au point vulnéré, et n'a d'autre retentissement que
celui auquel donne lieu, outre l'exaltation de la sensibilité générale par la douleur actuelle, le travail inflammatoire local, soit
dès le début, soit pour l'élimination de l'eschare : on sait, presque de suite, à quelle étendue, à quelle profondeur l'action vulnérante est bornée. Il y a là exagération formelle des propriétés
vitales, ce qui est le contraire dans la Congélation.

Ordinairement dans les nécroses dont les causes sont autres,
l'élimination et la chute du séquestre s'étant faites, le reste de
l'os est sain, et peut être conservé ; il ne demande, au plus,
qu'une simple et superficielle résection : il n'en est pas de même
après la chute des séquestres dans les nécroses par suite de Congélation. Dans le premier cas, le *conamen naturæ* se fait reconnaître, la vie se manifeste ; dans le second cas, la mortification
continue.

Dans la Congélation, l'eschare, pour sembler parfois être bornée à un seul point qui est son siége, agit cependant de proche
en proche sur le mode de vitalité des tissus qui l'entourent, et
qui, ainsi que le point vulnéré apparent, ont été soumis à la
même influence d'action ; cette altération locale donne ainsi lieu
à une dégénérescence progressive des tissus ambiants ou sous-
jacents, progression d'autant plus funeste qu'elle est toujours
ascendante, dégénérescence dont il est impossible de mesurer
l'étendue et les irradiations, dont on ne peut limiter l'action désorganisatrice que par l'ablation de la partie frappée de gangrène,
et encore, est-ce ici le thème d'un problême nouveau dont X
sera le dernier terme.

Dans la Congélation point de profondeur, point d'étendue me-
surables. Contrairement à tous les autres cas, la gangrène par
Congélation n'a pas, rigoureusement parlant, de délimitation
vraie, quoiqu'on en ait pu dire, bien qu'on ait conseillé de n'opérer que quand cette délimitation existe. Agir ainsi, serait, dans
bien des cas, agir trop tard.

En fait, l'opportunité ici est difficile à saisir. La précipitation
peut être chose fâcheuse parce qu'elle pourrait n'être pas indis-
pensable ; la temporisation peut être funeste.

Séparer le mort d'avec le vif afin d'arrêter dans leur marche les empiétements désorganisateurs et délétères, est, en tout état de cause, ce qui, certes, sera toujours le mieux ; mais ici, l'on n'est pas toujours sûr de pouvoir enrayer d'une manière absolue la marche désorganisatrice de l'action mortifiante ; car, je le répète, le point de l'altération visible ne pourra jamais être estimé essentiel et dégagé de toute généralisation, parce qu'il se présentera aux yeux du praticien pour être le plus saillant, le plus manifeste.

. En effet, il n'est pas rare ici de voir, à la suite d'amputations pratiquées bien au-dessus du point vulnéré, le blessé présentant au moral comme au physique toutes les conditions désirables, le blessé étant ensuite placé dans les meilleures conditions possibles, il n'est pas rare, dis-je, de voir les moignons se sphacéler, ou se couvrir, soit de fongus de mauvaise nature, soit de plaques gangréneuses étendues et profondes, ce que l'on ne rencontre pas d'ordinaire à la suite des amputations nécessitées par une Brûlure ou par toute autre cause vulnérante, le sujet étant placé dans les conditions que je viens de dire.

Dans la Brûlure et ses retentissements, on peut s'appuyer, pour expliquer les désordres primitifs ou consécutifs, sur les corrélations sympathiques ; mais quant à ce qui est de la Congélation, on ne doit les expliquer que par une atteinte profonde portée au principe vital, ou aux manifestations qui le représentent.

Aussi, je le répète encore, dans les affections produites par le froid, la modification vitale des tissus ne se borne pas à un seul point visiblement altéré, et non-seulement elle s'irradie, et, en quelque sorte, fuse au milieu des circonvoisins, mais encore, par le fait de l'action première (le froid) à laquelle elle doit naissance, elle s'étend à tous les organes, et, ainsi, à tous les appareils fonctionnels.

Je me résume :

Prenant la Brûlure et la Congélation pour point de comparaison et d'appréciations pathologiques, en tant que l'on voudrait (comme je l'ai dit) établir entre elles une sorte d'affinité, je dirai :

. Turgescence positivement inflammatoire dans la Brûlure : turgescence adynamique simulant parfois la forme inflammatoire dans la congélation : œdématie à teinte bleuâtre ou violacée.

Ainsi, forme Érythémateuse, forme Érysipélateuse chez l'une et chez l'autre.

Chez la dernière, quand l'Érysipèle offre l'aspect de phlegmonneux, pus d'un gris-rougeâtre, diffluent, séreux, avec taches et plaques livides du corps muqueux.

Dans l'Érysipèle phlegmonneux par Brûlure, pus jaunâtre, bien lié, corps muqueux généralement sain et rosé.

La forme érysipélateuse des parties frappées de Congélation est, à mon estime, une congestion fluxionnaire plutôt passive qu'active, quoique parfois la tension soit un peu douloureuse, et soit accompagnée d'un certain sentiment de chaleur. Celle-ci (et c'est surtout ce qui la distingue de l'Erysipèle consécutif de la Brûlure) a une forte tendance à dégénérer en Sphacèle.

Dans la Brûlure, le tissu cellulaire ne présente, en général, d'autres altérations que celles qui sont propres au travail, puogénique : dans la Congélation, le tissu cellulaire se remplit de granulations, se transforme en une masse couenneuse et lardacée que baigne un fluide de nature gélatiniforme.

Ici, avec ou sans dénudation, destruction des tendons et des tissus ligamenteux.

Hypérémie locale dans la Brûlure; hypoémie locale dans la Congélation ; parfois avec hémorrhagics passives en gouttelettes à travers les tissus vulnérés, entamés ou non, dénudés ou non, éraillés ou non, comme dans le scorbut, et donnant, comme dans celui-ci, un sang appauvri, diffluent, sableux et nullement plastique ; et comme dans le scorbut, la Congélation se complique parfois d'épistaxis et d'hémorrhagies intestinales passives. Il y a ici, comme dans le scorbut, diffluence formelle du sang par altération de ce fluide ; anémie, adynamie par diminution et destruction de sa fibrine, par disproportion entre la somme respective de ses éléments constitutifs, et ainsi annulation progressive de ses qualités vivifiante set réparatrices.

Hypersthénie locale pour la brûlure ; asthénie locale pour la Congélation.

Pour la Congélation, dans le point vulnéré saillant, cessation momentanée et même abolition des actes de la vie, de la vitalité organique ; ce que l'on peut estimer égal à l'asphyxie : car dans ces points que nous regarderons donc comme siéges d'asphyxie locale, la circulation y est, si non positivement interrompue, du moins fort ralentie, et quelquefois aussi complètement interrompue : d'où procède état paralysiforme sans douleurs ou s'accompagnant de douleurs assez vives : véritable sidération du fluide nerveux.

Ici, prédominence lymphatique et nerveuse à la fois.

Après la chute des eschares produites par la Brûlure, (en thèse générale) réparation assez rapide, bourgeons charnus, rosés ; cicatrisation en quelque sorte cartilaginiforme, brides résistantes.

Après la chute des eschares produites par la congélation, réparation toujours lente ; plaies, ou lividement rougeâtres et saignantes, ou grisâtres et blafardes ; tissus fongueux, inodulaires plutôt que caniformes et denses ; cicatrisation papyracée (*pelure d'ognon*) et facilement ruptile (1).

J'ajouterai : Les accidents Tétaniques peuvent également terminer la vie des Brûlés et celle des Congelés.

Les accidents Tétaniques, chez les uns, seront, s'ils se présentent, nécessairement dus à un retentissement sur le cerveau produit par la douleur et les phénomènes inflammatoires ou réactionnaires. Ce que la nécropsie fait reconnaître, sans doute.

Les Congelés qu'atteint le Tétanos ne paraissent pas exagités par la douleur, et ne présentent aucun phénomène de réaction. Le Tétanos survient souvent sans cause appréciable, au milieu même d'un état de bien-être général apparent : et ainsi ne pouvant être prévu, il ne peut être prévenu.

Chez les Congelés, la forme Tétanique peut être estimée due à la prédominence de l'influx nerveux mis à nu par l'anémie. Il y a encore ici déséquilibration, mais, par cessation d'antagonisme. En effet, sous l'influence du froid, l'activité circulaire se

---

(1) Douleurs persistantes durant des années entières. C'est ce qui a été remarqué chez des militaires atteints de congélation pendant l'expédition du Bou-Thaleb, Algérie, 1845 et 46.

ralentit, l'activité nerveuse et la sensibilité s'exaltent. *Rarefactio sanguinis facit nervos feros.*

Les anatomo-pathologistes disent que dans le Tétanos il y a inflammation des couches optiques et du corps strié : c'est ce qui ne se rencontre pas chez les Congelés morts d'accidents Tétaniques.

Chez les Tétaniques par suite de Congélation, (ceux que j'ai vus du moins) les nécropsies sont négatives. Les caillots fibrineux parfois trouvés dans le cœur, les congestions pulmonaires à la face dorsale (quand on en rencontre) la distension des vaisseaux arachnoïdiens, la coloration ou la décoloration des plexus choroïdes, le pointillé de la substance cérébrale n'expliquent rien ici ; ils se montrent dans nombre de cas dissemblables à eux et entr'eux, et peuvent être estimés phénomènes hypostatiques ou cadavériques. Ce que j'ai trouvé de plus saillant, c'est la vacuité des ventricules du cœur et la pâleur de leur face interne.

Le Tétanos des Congelés ne serait-il qu'un spasme prolongé, mais sans lipothymie ?

Douleurs dans les membres, roideur des muscles, difficulté dans les mouvements. Trismus des mâchoires avec rigidité tensive des masséters et des sterno-mastoïdiens : gêne douloureuse de la déglutition. Constipation, dysurie : dureté du ventre, éréthisme des muscles abdominaux et thoraciques. Dyspnée, et enfin suffocation terminable. Point de courbure soit en avant, soit en arrière, soit sur les côtés : le malade *fait planche* (1). Il conserve jusqu'à la fin l'intégrité de ses facultés intellectuelles ; il a la conscience de son état, de son danger ; il implore avec larmes et désespoir la guérison et la vie. Quoique souvent embarrassée, hésitante, saccadée, peu facile, la parole se fait comprendre.

Il doit être bien entendu que tous ces phénomènes sont loin d'être simultanés, d'être intenses dès le début ; tout ici est gra-

---

(1) Quelques-uns ont présenté des mouvements désordonnés et d'une véhémence extrême : on les aurait dit mus par des ressorts. On en a vu se lever brusquement, se dresser debout sur leur lit, puis retomber tout d'une pièce et mourir.

duel : quelquefois lentement, mais d'autres fois aussi, assez rapidement successif et progressif.

Ici les accidents Tétaniques peuvent suivre les opérations pratiquées, comme ils peuvent survenir sans que l'on y ait eu recours. Dans l'un et l'autre cas, leur marche, leur intensité sont les mêmes : ils sont presqu'inévitablement mortels.

Le Tétanos dû à la congélation ne me semble pas être complètement analoque aux autres Tétanos.

Enfin, je terminerai en disant : L'action de la Brûlure est chose toute isolée : l'action produite par le froid intense, qu'il y ait ou non, localisation apparente, de Congélation, superficielle ou profonde, d'un ou de plusieurs points, est chose toute générale.

Dans le refroidissement pouvant amener la Congélation, tout les points de l'économie participent à la modification apportée par l'aggression du froid qui aurait, en apparence, plus agi sur l'un d'eux que sur tout autre ; tous sont solidaires les uns pour les autres, car tous sont placés dans les conditions du même fait.

Quand la température est basse, tout le corps est, presque sans réserve d'aucune de ses parties, nécessairement soumis, soit directement, soit indirectement, à l'action exercée par le froid.

Toute l'économie a donc été fortement impressionnée par cet agent extérieur, bien avant même qu'il ait été fait appréciation d'un point isolément et formellement vulnéré.

Ce qui a produit la Congélation locale visible, a donc produit, avant cette altération appréciable, un malaise général, une dépression profonde, un éréthisme paralysateur des fonctions, et, ainsi, a positivement enrayé l'activité vitale.

ÉCHELLE DE GRAVITÉ.

—

Ici nous ne dirons rien des Brûlures ; leur cadre nosologique est trop connu pour qu'il soit nécessaire d'en faire mention, et d'ailleurs, cette partie, toute diagnosticale, ne permet presque aucun rapprochement entre les Brûlures et les Congélations.

Congélation superficielle. — Extrémités (pieds ou mains) raidies, parfois légèrement retractés : tégument externe de teinte pâle, — jaune-paille — de cire — légèrement bleuâtre : sensation glaciale au toucher. Gêne complète ou incomplète des mouvements ; état paralysiforme. Insensibilité d'abord ; puis bientôt, douleurs plus ou moins vives, âcres, comme dilacérantes, plus ou moins persistantes, mais fort prononcées, principalement à la face plantaire et le long de la jambe au dessus des malléoles ; comme aussi à la face palmaire et le long de l'avant-bras, au dessus du poignet.

1er Degré. — Représente assez bien l'Engelure au premier degré. Extrémités glacées, raidies, violacées, aux doigts et dans la plus grande partie de la face dorsale. Parfois elles ne présentent, de place en place, que de simples marbrures ou taches ecchymotiques d'un rouge plus ou moins foncé. Développement de chaleur âcre et mordicante ; douleurs prurigineuses et de peu de durée.

Complications, forme Erythémateuse et forme Erysipélateuse. Froid glacial, puis chaleur médiocrement prononcée. Bouffissure avec rougeur plus ou moins intense. Douleurs âcres, brûlantes. Cet état, qui se termine le plus ordinairement par résolution rapide, peut, cependant, être suivi d'une œdématie plus ou moins persistante, et même dégénérer en sphacèle.

2me Degré. — Représentant assez l'Engelure au 2me dégré. Refroidissement médiocrement intense, rapidement suivi de chaleur âcre avec douleurs purigineuses. Taches violâtres au sein desquelles se soulèvent des phlyctènes dont la rupture met à nu des ulcères blafards et tout à fait superficiels. Cette espèce est souvent compliquée de la forme erythémateuse, et surtout de la forme érysipélateuse qui y est la plus commune.

Entr'autres, un cas a présenté cette dernière forme à laquelle j'ai cru devoir donner le nom d'*Erysipèle faux-phlegmonneux*. Ici, le refroidissement avait été suivi d'un rapide retour à la chaleur. Tuméfaction considérable de tout le membre qui en est le siège ; douleurs tensives, sensibilité extrême ; phlyctènes superficielles ; épiderme facilement ruptile ; exhalation puriforme de tout le corps mugueux.

3me Degré. — Refroidissement extrême, difficile à dominer, à faire disparaître, surtout aux extrémités des orteils qui, pendant longtemps, demeurent froids et insensibles.

Grangrène superficielle. Eschares circonscrites, ne dépassant guère, en profondeur, l'épaisseur de la peau, sèches, noirâtres, longues à se détacher, et laissant à nu, par leur chute, un tissu cellulaire plus ou moins profondément altéré. Réparation lente, généralement sûre et sans perte d'organes. L'élimination se fait sans travail inflammatoire apparent.

4me Degré. — Mêmes caractères primitifs locaux et généraux.

Cependant, cette espèce présente de plus autour des eschares de la mollesse, de l'empâtement et quelque peu de rougeur.

Ici, la gangrène est profonde et envahit tous les tissus à la fois. Par la chute des eschares, dénudation, exfoliation des tendons et des tissus ligamenteux ; dénudation des os ; nécrose presqu'inévitable de ceux-ci. L'exfoliation et la nécrose sont quelquefois antérieures ; mais souvent elles nous ont paru consécutives de la dénudation. Chute des orteils par élimination spontanée.

L'Erythème phlycténoïde est une des complications propres à cette espèce ; il y représente même une sorte de vésication : les vésicules en sont épaisses, étendues, élevées, et leur rupture, en laissant écouler un fluide séro-gélatineux, met à nu le corps muqueux lisse, luisant, glacial au toucher, et présentant, à leur point, des plaques noirâtres, dures, plus ou moins circonscrites, humides, exhalant une odeur aigre et nidoreuse. Leur division par l'instrument tranchant n'éveille pas d'abord la sensibilité qui ne se manifeste qu'à une certaine profondeur.

La forme Erysipélateuse vient souvent encore compliquer cette espèce. J'ai eu un cas d'Erysipèle simple, et trois cas d'Erysipèle phlegmonneux à abcès multiples et circonscrits.

5me D**EGRÉ**. — Gangrène profonde et fort étendue à forme de Sphacèle : dégénérescence couenneuse et lardacée des tissus qui en sont le siège. Ce caractère est propre aussi à l'espèce précédente.

Vastes foyers séro-purulents s'établissant, s'alimentant, s'étendant sans travail inflammatoire. Chez tous, désorganisation plus ou moins complète; chez les uns, dégénérescence putrilagineuse de tous les tissus; chez presque tous, dégénérescence gélatiniforme du tissu cellulaire; chez tous, au plus haut degré, infiltration interstitiaire de gaz, de fluide séreux et roussâtre. Progressivité ascendante rapide. Odeur toute caractéristique.

Ces divisions pour lesquelles je trouverai probablement plus d'un contradicteur, n'ont rien, je dois en convenir, de positivement rigoureux ; les espèces sur lesquelles elles sont fondées pouvant, soit par leur essence, soit par leurs complications, soit dans leurs diverses phases pathogéniques se fondre les unes dans les autres. Il en est de cette classification que j'ai cru devoir me faire, comme de toute classification nosologique. Les divisions n'en doivent être estimées que coupes artificielles.

Toutefois, elles peuvent servir à guider le praticien, surtout celui qui, par devoir, est appelé à rendre compte de ses appréciations et de ses actes.

THÉRAPEUTIQUE.

—

1° — Brûlure.

Par tous les moyens possibles, modérer l'activité circulatoire et le travail fluxionnaire local. S'opposer, autant que faire se peut, aux phénomènes de réaction ; en réprimer la véhémence lorsqu'ils viennent à se manifester. Dès le début, opérer, s'il se peut la soustraction du calorique accumulé : abriter la Brûlure du contact de l'air.

Emissions sanguines : saignée du bras, sangsues derrière les oreilles, sangsues appliquées sur la Brûlure même.

Boissons fraîches, acidulées, tempérantes, dans certains cas, nitrées ou laxatives. Diète au début.

Entourer la partie de coton cardé; application de glace pilée, de pomme-de-terre crues, rapées, instillations d'Ether sulfurique, arrosions froides, (eau, pure, vinaigrée ; eau camphrée, eau de chaux), topiques émollients : 1° huileux, (cérat simple ou opiacé, huile simple ou opiacée, liniment calcaire) : 2° Cataplasmes de farine de lin, simples ou arrosés, soit d'extrait de saturne, soit d'un liquide opiacé.

Pansements avec le cérat, ou simple, ou saturné, ou opiacé. Quelquefois vers la fin, on est obligé de recourir aux topiques toniques ou stimulants. Styrax, vin aromatique, vin chaud, simple ou miellé, cathérétiques, (nitrate d'argent, alun calciné).

2° — Congélation.

Combattre l'engourdissement et la stupeur, chercher par tous les moyens possibles à produire la calorification sans toutefois recourir à la chaleur directe, favoriser, provoquer même les phénomènes réactionnaires, les phénomènes d'expansion. Ici

toute émission sanguine est contr'indiquée et peut devenir mor_
telle (1).

Boissons chaudes, stimulantes, aromatiques, toniques, (vin
chaud, café, infusions de serpentaire de Virginie, de menthe,
de camomille, de thé, de fleurs de tilleul, etc., etc., etc). Vin de
quinquina, vin de cannelle composé, vin chalybé, esprit de
Mindérérus dans des potions ou dans des boissons appropriées.
S'opposer à la constipation; (Manne, sels neutres à doses modé-
rées). Nourrir le malade.

Pédiluves, manuluves tièdes d'abord, puis graduellement
échauffés. Bains chauds entiers, simples ou sinapisés : ce dernier moyen a parfaitement réussi dans les cas d'asphyxie pulmonaire ; bains aromatiques, bains sulfureux pour aider la con-
valescence.

Topiques. Ils doivent tous, en général, être pris parmi les stimulants, les toniques et les sédatifs hypnotiques. Embrocations
d'huile chaude, d'huile camphréejusqu'à saturation, ou de cérat
camphré : on a employé le liniment calcaire. Aider ces agents
en enveloppant les parties de coton cardé ou de laine cardée.
Frictions avec l'eau-de-vie camphrée. Cataplasmes émollients

(1) Je me suis cependant bien trouvé d'une application de sangsues derrière
les oreilles chez un sujet jeune, vigoureux et pléthorique. La congélation des
pieds s'était compliquée d'un vaste phlegmon diffus, produit par des épines,
des bûchettes, du sable, qui, pendant la marche (ce militaire ayant perdu sa
chaussure), s'étaient introduits dans l'épaisseur de la face plantaire, et
avaient pénétré à une assez grande profondeur pour ne plus apparaître au
dehors, et ainsi, ne pouvoir être saisis, retirés par les moyens ordinaires.
L'état de la partie pouvait seul en faire soupçonner la présence, et justifier
les dires du blessé. C'était une inflammation franche (gonflement, rougeur,
chaleur, rénitence, induration résistante); il n'y eut pas de fluctuation. A la
guérison, la peau s'est détachée d'elle-mème, tout d'une pièce, dans toute
son étendue et dans toute son épaisseur (véritable semelle), laissant à nu le
corps muqueux parfaitement sain et sans altération aucune. Cette lésion
donna lieu à de véhéments phenomènes de réaction. Fièvre avec retentissement au cerveau (pouls fréquent, très-plein, très-large, très-élevé ; chaleur
extrême et âcre de la peau avec formications ; vomituritions ; céphalalgie
intense ; coloration vive de la face ; sommeil pénible, agité, loquace) ; engor-
gement des ganglions de l'aîne.

Dans l'espèce qui nous occupe, de tels phénomènes réactionnaires si
franchement dessinés sont fort rares ; et c'est, au fait, sur 265 militaires atteints de congélation placés dans mon service, le seul que j'aie eu à observer.

fort chauds par dessus les embrocations huileuses, mais n'en pas trop réitérer l'usage. Combattre l'œdématie et les empâtements atoniques par des frictions mercurielles, (onguent mercuriel et axonge mêlés en parties égales).

Pansements. Styrax; cérat camphré, cerat opiacé, cérat au quinquina. Cathérétiques, (nitrate d'argent, alun calciné, acide chlorhydrique). Bouillie d'opium.

Il est bon, dans certains cas, de saupoudrer les plaies ou les pansements avec du chlorure de calcium sec, de la poudre de quinquina, de la poudre d'écorce de chêne, de la poudre de charbon, seules ou réunies à la dernière.

Il est bon, pour étuver les plaies et imbiber les appareils, d'employer en lotions et en arrosions froides ou chaudes, le vin aromatique, la décoction d'écorce de chêne, la décoction de quinquina alcoolisée, l'infusion de sureau alcoolisée : ce dernier moyen réussit parfaitement dans la forme Erysipélateuse ; la décoction émolliente papavéracée. Enfin, comme moyen stimulant et désinfectant à la fois des arrosions de liqueur de Labarraque

Dans les cas d'asphyxie pulmonaire, exercer au moyen d'une flanelle, de fortes frictions sur la poitrine, soit à sec, soit en y faisant intervenir l'eau-de-vie camphrée, seule ou additionnée d'alcali volatil.

Dans le traitement des espèces, 4° et 5° degré, la médecine opératoire est appelée à intervenir, à jouer le principal rôle, à déployer ses ressources les plus énergiques.

En somme, se conduire suivant la forme qui est très-variée, suivant la marche qui est fort insidieuse, et suivant les indications qui, elles-mêmes, ne sont pas toujours bien précises.

3° — Tétanos.

Pour le Tétanos compliquant la congélation, opium à haute dose ; préparations belladonées à l'intérieur et en embrocations : éther sulfurique, chloroforme, en inhalations et à l'intérieur dans des potions appropriées, lavements purgatifs nitrés, valériane, a sa fœtida employé en épithêmes sur l'épigastre et en lavements, bains de vapeurs administrés au moyen de l'appareil portatif.

FIN.

Ouvrage du même auteur.

—

NOUVEL ESSAI

D'UNE

THÉRAPEUTIQUE INDIGÈNE

OU

ETUDES ANALYTIQUES ET COMPARATIVES

DE PHYTOLOGIE MÉDICALE INDIGÈNE

ET DE PHYTOLOGIE MÉDICALE EXOTIQUE.

Paris, 1852. 1 volume in-8 de 800 pages. Prix............ 8 fr.

—

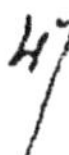